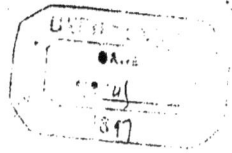

LA

MAISON DE TRAGIN

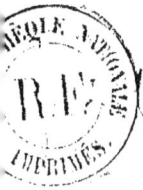

———

MÉMOIRE

POUR

M. Christian DE LA BARRE DE NANTEUIL

ALENÇON

TYPOGRAPHIE & LITHOGRAPHIE

EMILE RENAUT-DE BROISE, IMPRIMEUR

5, RUE DE LA CHAUSSÉE, 5,

—

1897

LA

MAISON DE TRAGIN

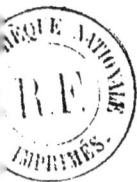

MÉMOIRE

POUR

M. Christian DE LA BARRE DE NANTEUIL

432

LA

MAISON DE TRAGIN

MÉMOIRE

M. Christian DE LA BARRE DE NANTEUIL

Monsieur Christian-Xavier-Anne-Marie-Joseph DE LA BARRE DE
NANTEUIL, enseigne de vaisseau, né à Alençon le 20 Mars 1873, fils de
M. Christian-Charles-Joseph, vicomte de la Barre de Nanteuil et de
Madame Laure-Amalie-Marie-Joséphine Gougeon de Cerisay, vicomtesse
de la Barre de Nanteuil, tous deux décédés, domicilié au château de
Moire, commune de Coulombiers (Sarthe), sollicite l'autorisation d'ajouter
à son nom patronymique celui de « DE TRAGIN », de façon à s'appeler
légalement : « DE LA BARRE DE NANTEUIL DE TRAGIN ».

Le nom de Tragin est celui d'une antique famille du Maine, éteinte
en ligne masculine, dont le sollicitant est issu par sa bisaïeule mater-
nelle Madame Aimée-Françoise-Zoé de Tragin, fille d'Emmanuel-Marie,
marquis de Tragin, et de Charlotte-Marie Blondel d'Azaincourt, épouse
de Augustin-Nicolas-Alphonse Gougeon de Cerisay.

Les frères et sœur de M. de la Barre de Nanteuil et sa tante Mademoiselle Gougeon de Cerisay, seuls descendants avec lui de la maison
de Tragin, donnent leur plein consentement à sa demande et renoncent,
pour le présent comme pour l'avenir, à y faire aucune opposition.

Le nom très connu que porte M. de la Barre de Nanteuil, son ex-
traction d'une famille noble d'origine, écartent de sa demande tout
soupçon de vanité. Il ne la forme pas, en effet, pour obtenir la particule
qui lui appartient déjà doublement. Il la forme pour relever et perpétuer
le nom d'une famille qui a marqué dans l'histoire du Maine et qui, par
la haute situation de plusieurs de ses membres et par ses alliances,
appartient même à la grande histoire de France.

Le nom ne fait-il pas partie de l'héritage et n'en est-il pas souvent la portion la plus honorable et la plus importante ?

Dans la première partie de ce mémoire, nous établirons la filiation historique de la maison de Tragin, dans la seconde, les liens d'origine qui y rattachent le sollicitant.

I

La maison de TRAGIN est, dans toute l'acception du mot, une des plus antiques races du Maine (1).

Elle paraît originaire de la paroisse de Coulombiers où, dès les temps les plus reculés, elle possédait le fief de Moire-la-Tragin.

On trouve des Tragin dans le cartulaire de Saint-Vincent-du-Mans au XIe siècle (2).

Le mariage de Guillaume TRAGIN avec une fille d'un baron DE SILLÉ, illustre maison historique du Maine, lui apporta la seigneurie de Douillet-le-Joly (3).

Jean TRAGIN, écuyer, seigneur de Douillet (4) issu de cette union céda, en 1292, ses droits de justice au chapitre du Mans.

(1) *Étude historique sur Douillet-le-Joly,* par Robert Triger, vice-président de la Soc. hist. et arch. du Maine, p. 49.

(2) Bellée. *Inventaire des archives de la Sarthe,* II, p. 349, III p. 44. — *Rôle des finances pour les francs-fiefs,* dressé en 1314, *Bibl. Nat.* S. F. 17826 fol. 27 — Le Guicheux. *Chroniques de Fresnay,* p 411. — L'abbé Charles. *L'église et la paroisse de Souvigné-sur-Même,* Mamers 1876, p. 31 —*Essai sur Saint-Georges-de-Lacoué,* Arras, 1878, p. 43 et 44 — Menjot d'Elbenne, ancien sous-chef du bureau historique du ministère des Affaires Étrangères, *Généalogie ms. de la maison de Tragin* — *Étude historique sur Douillet-le-Joly,* par Robert Triger — Mamers — 1884, p. 48, 49.

(3) *Chartrier du château de Douillet.* — Mémoire du XVIe siècle.

(4) *Martyrol. Eccles. Cenom.* Ms de la biblioth. du Mans. —

N. Tragin, écuyer, fils de Jean, seigneur de Douillet, laissa trois fils : 1º Fouquet Tragin, écuyer, seigneur de Douillet, mort sans postérité vers 1373 ; 2º Guillaume Tragin, écuyer, qui suit ; 3º Jacques Tragin, écuyer, prêtre, chanoine du Mans en 1373.

Guillaume Tragin, écuyer, seigneur de Douillet et de Chaligné en 1373 n'eut qu'une fille unique, Jeanne Tragin, dame de Douillet et de Chaligné, qui épousa Jean Ferquin, écuyer, fils de Colas, seigneur de Saint-Georges-le-Gauthier. Pierre Tragin, écuyer, seigneur de Saint-Georges-le-Gauthier, qui commence la filiation, était son proche parent.

Thibaud TRAGIN, écuyer, seigneur de Moire-la-Tragin vivait en 1268 (1). Son fils Mathieu TRAGIN, écuyer, seigneur de Moire consentit une donation à l'abbaye de Beaulieu en 1309 (2).

Philippe TRAGIN, écuyer, curé de Coulombiers, fit son testament vers le 8 Septembre 1397 (3).

La filiation ininterrompue de la maison de Tragin s'établit, de degré en degré, comme suit, à partir du XVᵉ siècle :

I. Pierre TRAGIN, écuyer, seigneur de Saint-Georges-le-Gauthier, de la Motte-Pesay et de la Cour Moyenne en Dangeul, héritier de Pierre et Jean les Rouveaux, ses oncles, est mentionné en 1440 et 1448 (4). Il avait épousé Marguerite... dont il laissa :

1º Jean Tragin, écuyer, prêtre, 1475-1481 ;

2º Michel Tragin, écuyer, qui suit ;

3º Robin Tragin, écuyer, seigneur de Saint-Georges-le-Gauthier et de Chaligné. Il est en 1446 procureur de sa mère, en 1491, il rend aveu au seigneur de Corbon en Douillet. Il ne laissa pas de descendance.

II. Michel TRAGIN, écuyer, seigneur du Tronchay, Champrond, la Chastellerie, le Bourgneuf (1453-1490) (5) épousa : 1º damoiselle Louise LE ROY, dame du Plessis-Marolles, fille de Thomas le Roy, écuyer, seigneur du Plessis-Marolles, et d'Agnès DE CLÉRAUNAY qui lui apporta la terre féodale du Plessis, en Marolles-les-Brault donnée, en 1387, à son aïeul Guillemin le Vayer pour avoir suivi, à ses dépens, le Roi Charles VI « en ses guerres de Flandre et de Picardie » (6) ; 2º damoiselle Jeanne DES HAYES, dame de la Saunerie en Courcemont.

(1) Bellée. — t. III, p. 44.
(2) Bellée. — t. III, p. 176.
(3) Copie en latin. — *Biblioth. Nat. car. d'Hozier* 608 — extrait délivré en 1755 à M. de Tragin, baron de Cohardon.
(4) *Généal. Ms de la maison de Tragin*, dressée sur titres authent. par M. Menjot d'Elbenne.
(5) Généal. Ms. de la maison de Tragin.
(6) « Cette terre passa par le mariage d'une fille du dit Guillemin le Vayer, dans la famille de Jean le Roy, dont en hérita par suite d'un partage avec Michel son oncle, damoiselle Louise le Roy, fille de Thomas et d'Agnès de Cléraunay, et femme de Michel Tragin. »
Pesche. — *Dictionnaire de la Sarthe.* — 1836, *Verbo* Marolles-les-Brault.

Michel Tragin eut de son premier mariage trois enfants :

1º Renault Tragin, écuyer, qui suit ;

2º Ambroise Tragin mariée le 12 septembre 1478 à Jean DE L'ESPINAY, écuyer, fils de Jean et de Jeanne DES HAYES, dame de Champrond et de Mauny ;

3º Charlotte Tragin, mariée le 2 Mai 1481 à Robert LE FORESTIER, écuyer, seigneur de Trésours près la Ferté-Bernard.

III. Renault TRAGIN, écuyer, seigneur du Plessis-Marolles, né en 1459 ou 1460, épousa damoiselle Jeanne DE VAIGES. Il était mort en 1502 et sa femme en 1528. Ils laissaient sept enfants (1) :

1º André Tragin, écuyer, qui suit ;

2º Pierre Tragin, écuyer, vivant en 1528, mort sans alliance ;

3º Jean Tragin, écuyer, marié à damoiselle Jeanne DU FAY. Ils étaient morts en 1546 laissant des enfants mineurs qui n'ont pas eu de descendance ;

4º Françoise Tragin vivante en 1512 ;

5º Michelle Tragin épouse de Jean DU VEXEL, écuyer, en 1528 ;

6º Agnès Tragin, dame de la Rouerie, à Marolles, 1528-1545 ;

7º Guyonne Tragin, vivante en 1512.

IV. André TRAGIN, écuyer, seigneur du Plessis-Marolles, de la Rouerie et du Bourgneuf contracta mariage, avant 1522, avec damoiselle Léone DE MONDOUCET, fille d'Adam de Mondoucet, écuyer, seigneur de la Chesnière au pays Chartrain et de Perrine D'ESCARBOUT, fille elle-même du seigneur de Gémasse. André Tragin et sa femme étaient morts en 1543 (2), ils ne laissaient qu'un fils qui suit.

V. Guy TRAGIN, écuyer, seigneur du Plessis-Marolles, le Léard en Dissé et autres lieux, mineur en 1536, épousa en premières noces, avant

(1) Menjot d'Elbenne. — *Gén. Ms. de la maison de Tragin.*

(2) *Biblioth. Nat. car. d'Hozier* — 608 — 21 Mars 1533. — Échange entre damoiselle Jacqueline de Roziers, veuve de Jean d'Escarbout, écuyer, seigneur de Gémasse, Antoine et Mathurin d'Escarbout, écuyers, Louis de Saint-Berthevin, écuyer, et Marin de Saint-Quentin d'immeubles compris dans une transaction du 6 Février 1533 entre le seigneur de Saint-Quentin, André Tragin, écuyer, seigneur du Plessis de Marolles, et damoiselle Jeanne de Mondoucet, sa femme.

1563, damoiselle Marie RIANT, fille de Messire Denis Riant, chevalier, président au parlement de Paris, et de Gabrielle SAPIN, en secondes noces damoiselle Antoinette LE MAIRE, fille de Jean, écuyer, seigneur châtelain de Cohardon en Fyée et du Boulay, et de Renée DE SAINT-AULBIN (1) et en troisièmes noces damoiselle Marie HURAULT, fille de noble homme messire Jean Hurault, seigneur de Meul, conseiller au parlement de Paris (2).

C'étaient trois alliances des plus marquantes : Les Riant, comtes de Regmalard et de Villeray, barons de Voré et marquis de la Gazelière, se sont illustrés au parlement de Paris, et les le Maire, châtelains de Cohardon, tenaient un rang distingué dans le Maine.

Quant aux Hurault, on sait qu'ils appartiennent à l'histoire. En effet Philippe Hurault, comte de Chiverny, très proche parent de Madame de Tragin, s'allia à la fille du premier président du parlement de Paris DE THOU et devint garde des Sceaux en 1578, puis chancelier de France.

Guy Tragin était mort en 1571. Il laissait de son second mariage deux fils :

1o Noble et discrète personne Jacques Tragin, écuyer, prêtre, grand vicaire d'Avranches en 1588 (3) ;

2o Yves Tragin, écuyer qui suit.

VI. Yves TRAGIN, écuyer, seigneur du Plessis-Marolles, Cohardon, Boulay, épousa, par contrat du 17 juin 1572 devant Leray, notaire au Mans, damoiselle Marie BOUJU, dame de Verdigné, fille unique de noble homme Thibaud Bouju, seigneur de Verdigné, conseiller du Roi,

(1) Bibl. Nat. — *Car. d'Hozier.* — 608.

(2) Bibl. Nat. P. O. 2873 — *pièce originale sur parchemin.* 9 Mars 1571. — « Damoiselle Marye Hurault, veuve de feu noble homme Guy Tragin, en son vivant seigneur du Plessis-Marolles, comme ayant droit au transport de la rente de noble homme Messire Jean Hurault, seigneur de Meul, conseiller du Roi en sa cour de parlement, son père, reconnaît avoir reçu de Me François de Vigny, receveur de la ville de Paris, la somme de douze livres à cause de cinquante livres tournois de rente constituées au dit Hurault par Messieurs les prévôts des maréchaux et échevins de la ville de Paris. » *Bibl. Nat. car. d'Hozier* — 608 — 8 Février 1628. — Transaction entre Georges de Tragin et Louis de Clinchamps, chevalier, d'une part, et Honorat du Bouchet, seigneur de Sourches, et dame Catherine Hurault, son épouse.

(3) Bibl. Nat. *car d'Hozier.* — 608. — Aveu rendu à Jacques de Tragin, grand vicaire d'Avranches, tuteur des enfants de Yves de Tragin.

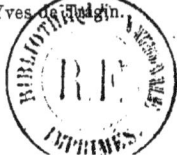

lieutenant criminel au siège présidial du Mans et de noble dame Marie TROUILLARD (1). Il était mort avant le 29 juin 1588, époque à laquelle ses quatre enfants étaient sous la tutelle de son frère :

1º Jacques de Tragin qui suit ;

2º Marguerite de Tragin, épouse en 1607 de Jacques DE BOISDE-COURTE, écuyer, seigneur de Lestang (2) ;

3º Claude de Tragin, mariée à Henri DE BERZIAU, chevalier, seigneur de la Marsillière ;

4º Renée de Tragin, dame du Coudray et du Chesne, femme de Martin DE BRÉCHANON, écuyer.

VII. Jacques DE TRAGIN, chevalier, châtelain de Cohardon, seigneur du Plessis-Marolles, Léart, Dissey, Verdigné incorpora, suivant l'usage du temps, la particule à son nom patronymique. Ce fut un personnage des plus importants qui devint enseigne de la compagnie du prince de Condé et gentilhomme ordinaire de la chambre du Roi Henri IV.

Il épousa le 6 août 1602 (3) damoiselle Louise DE BERZIAU, fille de feu messire Hiérôme de Berziau, écuyer, seigneur de la Marsillière, conseiller du Roi et secrétaire d'Etat en sa maison et cour de Navarre, et de noble dame Jeanne CAILLAUD. Ils étaient morts en 1625 laissant :

1º Jacques-Georges de Tragin qui suit ;

2º Louise de Tragin, femme du seigneur de FONTAINE D'ANJOU ;

3º Lucrèce de Tragin.

---

(1) Biblioth. Nat. car. d'Hozier. — 608 — Contrat de mariage de Yves Tragin, écuyer, seigneur du Plessis-Marolles, fils de feu Guy et de feue damoiselle Antoinette le Maire avec damoiselle Marie Bouju.

(2) Biblioth. Nat. — *Pièce originale sur parchemin.* — P. O. 2873. Damoiselle Marguerite de Tragin, femme de Jacques de Boisdecourte, confesse avoir reçu de Jacques de Tragin, son frère, la somme de 9.000 livres. — 11 octobre 1607.

(3) *Bibl. Nat. — Car. d'Hozier.* — 608. — Contrat de mariage entre Jacques de Tragin, seigneur de Cohardon, fils de feu Yves et de Marie Bouju et damoiselle Louise de Berziau, fille de feu Hiérôme et de Jeanne Caillaud. En présence de messire René de Roussiers, chevalier, seigneur de la Gourdinière et des Essarts, second mari de Marie Bouju.

VIII. Jacques-Georges DE TRAGIN, chevalier, seigneur châtelain de Cohardon et du Boulay, gentilhomme ordinaire de la chambre du Roi, épousa, suivant contrat passé en juin 1625, devant Jacques Cherre, notaire au Mans, damoiselle Marthe DE CORDOUAN, fille de feu messire Louis de Cordouan, chevalier, seigneur de Mimbré, et de noble dame Elisabeth DE BEAUMANOIR (1).

Les Cordouan remontent haut dans l'histoire du Maine et le propre neveu de Madame de Tragin, René de Cordouan, chevalier, marquis de Langey, allait donner une illustration nouvelle à sa famille en s'alliant en premières noces à Marie de Saint-Simon de Courtomer et en secondes noces à Diane de Montault-Navailles, sœur de Philippe de Montault, duc de Montault, pair et maréchal de France.

Les Beaumanoir, célèbres par le chevalier Breton ami de du Guesclin, le héros du combat des trente, étaient alors représentés notamment par Monseigneur Charles de Beaumanoir, Évêque du Mans.

Jacques-Georges de Tragin était mort en 1640 (2), sa veuve Marthe de Cordouan mourut à Fyé, en sa terre de Cohardon, le 10 février 1685 (3).

Ils avaient eu deux fils :

1º Louis de Tragin, chevalier, seigneur châtelain de Cohardon et du Boulay, épousa, suivant contrat du 19 février 1637 (4), damoiselle Jeanne DE COURTARVEL, fille de Thomas* de Courtarvel, chevalier, seigneur de Boisgency, et de noble dame Renée DE BORDELAY, tante de Louis de Courtarvel, chevalier, marquis de Pezé, brigadier général des armées du Roi (5).

Louis de Tragin mourut après 1669 ne laissant que deux filles : Jeanne de Tragin épouse de Gilles DE RIOUL, écuyer, seigneur de Combré (6) et Marie-Renée-Jacqueline de Tragin mariée le 24 novembre 1677 à René DE TASCHER, écuyer, seigneur de Marcilly (7).

2º Jacques de Tragin qui suit.

(1) *Bibl. Nat. — Car. d'Hozier.* — Contrat de mariage entre Jacques-Georges de Tragin, seigneur de Cohardon, demeurant à Verdigny, fils de Jacques et de Louise de Berziau avec damoiselle Marthe de Cordouan, fille de Louis et d'Elisabeth de Beaumanoir.
(2) *Reg. par. de Fyée.* — Arch. communales.
(3) *Reg. par. de Fyée.* — Arch. com.
(4) Menjot d'Elbenne. — *Gén. Ms. de la maison de Tragin.*
(5) *Reg. par. de Fyée.* — Arch. com.
(6) *Reg. par. de Fyée.* — Arch. com.
(7) *Reg. par. de Fyée.* — Arch. com.

IX. Jacques DE TRAGIN, chevalier, seigneur châtelain de Cohardon et du Boulay épousa, suivant contrat passé devant Pierre Souchay, notaire à Brou, le 30 mars 1673, damoiselle Edmée DE PHELINNE, veuve de Messire Jacques de Vasconcelles, seigneur de la Vallée, fille de Charles de Phélinne, écuyer, seigneur de la Guicherie (1).

Jacques de Tragin était mort en 1690, car le 8 novembre de cette année fut nommé un curateur à ses enfants (2). Le 20 novembre 1698, sa veuve Edmée de Phélinnes fit, au nom de son fils et de ses filles, la déclaration et les preuves de noblesse alors prescrites (3). Ces enfants étaient :

1º Emmanuel-Marie de Tragin qui suit ;

2º Françoise-Charlotte de Tragin mariée à messire François GUITTON, écuyer, seigneur des Marais (4) ;

3º Edmée-Charlotte de Tragin qui épousa, suivant contrat du 21 septembre 1703, François DE BOURGEOIS, écuyer, seigneur de Vitray, fils de feu Laurent de Bourgeois, écuyer, seigneur de Vitray et de noble dame Marie DE FONTENY (5) ;

X. Emmanuel-Marie DE TRAGIN, chevalier, seigneur châtelain de Cohardon et du Boulay, épousa, suivant contrat passé devant François Péan, notaire à Coulombiers, le 24 septembre 1717, damoiselle Louise-Marthe HELLAULT, dame de Moire, fille de Mre Alexis Hellault, seigneur de Moire, Blandin et autres lieux, conseiller du Roi, et de feue dame Marthe DU VAL (6). Par ce mariage les fief et seigneurie de Moire-la-Tragin rentrèrent dans la famille de Tragin.

Quatre enfants naquirent de cette union :

(1) Bibl. Nat. car. d'Hozier. — 608. — Contrat de mariage entre Jacques de Tragin, seigneur de Cohardon, demeurant au château de Cohardon, fils de feu Georges et de Marthe de Cordouan, avec damoiselle Edmée de Phélinne, veuve de Jacques de Vasconcelles, fille de Charles de Phélinne, seigneur de la Guicherie.
(2) Bibl. Nat. Car. d'Hozier. — 608.
(3) Bibl. Nat. Car. d'Hozier. — 608.
(4) Menjot d'Elbenne, généal. Ms de la maison de Tragin.
(5) Bibl. Nat. Car. d'Hozier. — 608.
(6) Bibl. Nat. Car. d'Hozier. —608.

1º Emmanuel-Alexis qui suit ;

2º Marthe de Tragin ;

3º Madeleine-Angélique de Tragin ;

4º Angélique-Renée de Tragin, épouse de messire GUICHAU, écuyer, seigneur de Montaurin (1) ;

XI. « Haut et puissant seigneur Emmanuel-Alexis, marquis DE TRAGIN, baron de Cohardon, seigneur du Boulay, des châtellenies de Prez-en-Pail, Couptrain, Courfleur et autres lieux, chevalier de l'ordre Royal et Militaire de Saint-Louis (2) », naquit au château de Moire, paroisse de Coulombiers, le 25 mai 1723 (3).

Il épousa, suivant contrat passé au château de Fontenailles, devant Louis Froger, notaire à Château-du-Loir, le 30 juin 1751, damoiselle Marie-Thérèse DE PALLUAU, fille de défunt messire Pierre de Palluau, chevalier, conseiller au parlement de Paris et de noble dame Marie-Anne ROUILLÉ, nièce de hauts et puissants seigneurs messires Louis de Goüin, chevalier, seigneur marquis de Fontenailles, chevalier de l'ordre Royal et Militaire de Saint-Louis, gouverneur de la ville et du château de Château-du-Loir (4) et Alexandre-François-Gérôme d'Argouges, chevalier, seigneur de Fleury, conseiller d'Etat.

Le marquis Emmanuel-Alexis de Tragin laissa de cette union un fils unique :

XII. Haut et puissant seigneur messire Emmanuel-Marie, marquis DE TRAGIN, chevalier, baron de Cohardon, seigneur de Prez-en-Pail, Couptrain, Saint-Samson, Boulay et autres lieux, écuyer de main de Monsieur, frère du Roi, d'abord mousquetaire du Roi, puis capitaine-commandant au régiment de Royal-Dragons et chevalier de l'ordre Royal et Militaire de Saint-Louis.

Il naquit à Coulombiers le 14 octobre 1754 (5) et, suivant contrat

(1) Généal. Ms. de la maison de Tragin.

(2) Toutes ces qualifications figurent dans l'acte de mariage de son fils passé en présence et du consentement du Roi *Louis XVI*. Elles sont donc de la plus scrupuleuse authenticité.

(3) *Reg. par. de Coulombiers*. — Arch. communales.

(4) Le contrat original existe aux archives de la famille.

(5) A partir d'Emmanuel-Marie, marquis de Tragin, la filiation est prouvée de degré en degré par les actes de l'état civil annexés au présent travail.

passé le 12 mai 1775 devant Sauvage et Cordier, notaires au châtelet
de Paris (1), il épousa damoiselle Charlotte-Marie BLONDEL D'AZAIN-
COURT, fille de messire Barthélemy-Augustin Blondel d'Azaincourt,
chevalier, lieutenant-colonel d'infanterie, chevalier de l'ordre Royal et
Militaire de Saint-Louis, et de noble dame Catherine-Charlotte-Edmée
DE LA HAYE DES FOSSES.

Le Roi Louis XVI, la Reine et tous les princes et princesses du
sang avaient signé à ce contrat.

Ce mariage dépassait en effet de beaucoup en illustration toutes les
alliances, très distinguées pourtant, contractées antérieurement par la
maison de Tragin. Emmanuel de Tragin devenait l'allié et ses enfants à
naître les très proches parents de la maison souveraine de Bavière,
branche électorale de Wittelsbach, alors unie par des liens étroits à la
maison Royale de France (2).

La sœur de Charlotte-Marie Blondel d'Azaincourt, marquise de Tragin,
très haute et très puissante dame Jeanne-Amalie Blondel d'Azaincourt,

(1) Le contrat existe aux archives de la famille, en voici l'analyse : contrat de mariage de
« haut et puissant seigneur Emmanuel-Marie, marquis de Tragin, mousquetaire du Roi dans la
2ᵉ compagnie, fils de haut et puissant seigneur Emmanuel-Alexis, marquis de Tragin, baron
de Cohardon, seigneur du Boulay, des châtellenies de Prez-en-Pail, Couptrain, Courfleur et
autres lieux, chevalier de Saint-Louis, et de haute et puissante dame Marie-Thérèse de Palluau
avec damoiselle Charlotte-Marie Blondel d'Azaincourt, fille de messire Barthélemy-
Augustin Blondel d'Azaincourt, chevalier, lieutenant-colonel d'infanterie, et de noble dame
Catherine-Charlotte-Edmée de la Haye des Fosses, demeurant à Paris, rue de Vendôme au
Marais, paroisse de Saint-Nicolas-des-Champs,
de l'agrément du Roi et de la Reine, de Monsieur frère du Roi, de Madame, *de Monseigneur le comte d'Artois aussi frère du Roi, de Madame Clotilde, de Madame Elisabeth sœurs
du Roi, de Madame Adelaïde, de Madame Victoire et de Madame Sophie, dames de France,
qui ont signé le présent contrat au château de Versailles, le 7 mai,*
en la présence notamment de haut et puissant seigneur Albert-Léonard-François-
Hubert-Dominique de Bavière, comte de Grosberg, colonel attaché au régiment de Royal-
Bavière, etc., beau-frère de la future, et de haute et puissante dame Jeanne-Amalie Blondel
d'Azaincourt, sa femme, sœur de la future. »

(2) On sait en effet que le Grand Dauphin, Louis de France, fils de Louis XIV, avait épousé,
en 1681, Marie-Anne-Christine-Victoire de Bavière, fille aînée de Ferdinand-Marie, électeur de
Bavière, et d'Adélaïde de Savoie. Louis de France, duc de Bourgogne, second dauphin, naquit le
6 Août 1682 de cette union. Ce dernier épousa Marie-Adélaïde de Savoie, et fut le père de
Louis XV.

avait en effet épousé un prince de Bavière : « très haut, très puissant et très illustre seigneur, Monseigneur Albert-François-Joseph-Léonard-Hubert DE BAVIÈRE, comte de Grosberg, baron de Sainte-Gertrude et de Machelen, seigneur de Ruipbeave, Gravestegn, Saint-Berghel, Bavilliers, Evarre, colonel au service de France du régiment Royal-Bavière, puis brigadier des armées du Roi, chambellan de S. A. Électorale et Royale de Bavière, chevalier de l'ordre Royal et Militaire de Saint-Louis, grand-croix de l'ordre Électoral et Royal de Saint-Michel de Bavière, etc. (1), petit-fils du prince Joseph-Clément de Bavière, électeur et oncle de Louis XV, Roi de France (2). »

Le marquis Marie-Emmanuel de Tragin mourut à Coulombiers le 12 Décembre 1821. Il avait eu deux fils et six filles :

1° Emmanuelle-Marie-Augustine de Tragin, née à Alençon, décédée sans alliance à Coulombiers (Sarthe), le 20 Octobre 1855 ;

2° Emmanuelle-Marie-Aimée de Tragin née à Alençon le 21 Mai 1777, décédée sans alliance à Coulombiers le 31 mars 1868 ;

3° Anne-Thérèse-Justine de Tragin, née à Coulombiers le 4 juillet 1778, décédée sans alliance en cette commune, le 26 mars 1874 ;

4° Albertine-Jeanne-Amalie de Tragin, née à Coulombiers le 16 septembre 1779, décédée sans alliance à Alençon le 20 mars 1864 ;

5° Emmanuel-François de Tragin, né à Prez-en-Pail le 18 décembre 1782, mort sans alliance en émigration (3) ;

6° Aimée-Françoise-Zoé de Tragin, née à Prez-en-Pail le 7 septembre 1786. Elle épousa Augustin-Nicolas-Alphonse, comte GOUGEON DE CERISAY et perpétua la descendance de la maison de Tragin en ligne féminine ;

7° Emmanuel-Jean-François de Tragin, dernier de son nom, né à Alençon le 5 Février 1789. Entré dans les gardes d'honneur, il périt pour la France, en 1813, après la bataille de Leipsick, probablement, d'après les souvenirs de la famille, à la rupture du pont de l'Elster où mourut aussi son allié René de Mésange-Martel (4). Le nom chevaleres-

(1) Contrat de mariage déjà cité du 12 Mai 1775 — acte de baptême — *arch. com. d'Alençon* — du 5 Février 1789.
(2) Acte de baptême de la paroisse de Coulombiers. — *Arch. com.* — 16 Septembre 1779.
(3) On ignore le lieu précis et la date de sa mort.
(4) La date et l'endroit de sa mort sont ignorés.

— 14 —

que de Tragin s'éteignait ainsi noblement. Emmanuel de Tragin était célibataire.

En résumé, jusqu'à la fin, la maison de Tragin, « puissante » dès le XIIIe siècle (1), a tenu le rang le plus important. Constamment mentionnée par les chroniqueurs du Maine (2) et illustrée par ses alliances, c'est, dans le sens le plus vrai du mot, une famille historique.

II

Il nous reste à établir les liens de descendance qui unissent M. Christian de la Barre de Nanteuil à la famille de Tragin.

Des sept enfants issus du mariage d'Emmanuel-Marie, marquis de Tragin, avec Charlotte-Marie Blondel d'Azaincourt, six, nous venons de le voir, moururent sans alliance.

XIII. Aimée-Françoise-Zoé DE TRAGIN, née à Prez-en-Pail, le 7 Septembre 1786 (3) épousa, le 10 Février 1813, à Coulombiers (Sarthe), dans cette même localité où, dès 1268, nous rencontrions son premier ancêtre, M. Augustin-Nicolas-Alphonse GOUGEON DE CERISAY, qui devint lieutenant dans la deuxième compagnie des mousquetaires noirs sous la restauration, fils d'André-Marie Gougeon de Cerisay et de dame Claire-Adélaïde HÉBERT DE HAUTECLAIR (4).

M. de Cerisay mourut à Coulombiers le 14 Mars 1819, sa femme,

(1) *Etude historique sur Douillet-le-Joly,* par R. Triger, p. 49.

(2) Pesche, *Dictionnaire de la Sarthe* — 1836 — verbo marolles. — Le Guicheux, *Chroniques de Fresnaye,* p. 411 — Charles. *La paroisse de Souvigné-sur-Même,* Mamers, 1876, p. 31 — *Essai sur Saint-Georges-de-Lacoué* — Arras, 1878, p. 43 et 44 — Robert Triger, *Etude historique sur Douillet-le-Joly* p. 42, 48, 49, 50, 56, 57, 67, 80, 102, 334 et 335. — de Maude, *Essai sur l'Armorial de l'ancien diocèse du Mans,* p. 354 et 355.

(3) Reg. par. de Prez-en-Pail — *arch. com.* — Acte de baptême d'Aimée-Françoise-Zoé, fille de haut et puissant seigneur messire Emmanuel de Tragin, chevalier, marquis de Tragin, etc., et de haute et puissante dame Charlotte-Marie de Blondel d'Azaincourt. Parrain : Augustin-François de Blondel, chevalier, sous-lieutenant au régiment de Neustrie, marraine : Emmanuelle-Marie-Augustine de Tragin.

(4) Témoins de ce mariage : André-Marie Gougeon de Cerisay, père du futur, et Claude-Louis de Mésenge-Martel, son oncle ; Emmanuel-Marie, marquis de Tragin, père de la future et Emmanuel-François-Jean de Tragin, son frère.

Aimée-Françoise-Zoé de Tragin décéda à Alençon le 25 Mai 1872. De leur mariage était issu un fils qui suit :

XIV. Marie-Anne-André-Ferdinand, comte GOUGEON DE CERISAY, né à Coulombiers, le 30 Août 1815, épousa à Alençon le 30 Mars 1840 Mademoiselle Émilienne DE SAINT-POL, fille de François-Louis, comte de Saint-Pol, et de dame Marie-Caroline DE MOREL DE THAN (1). Il mourut à Arçonnay (Sarthe) le 14 Septembre 1858.

De son mariage étaient issus :

1º Marie-Joséphine-Émilienne-Nathalie Gougeon de Cerisay, née à Alençon le 16 Juin 1841, décédée dans cette ville le 27 Avril 1855 ;

2º Marie-Joséphine-Augustine-Zoé Gougeon de Cerisay née à Alençon le 30 Octobre 1843, décédée enfant à Paris.

3º Laure-Amalie-Marie-Joséphine Gougeon de Cerisay, qui suit ;

4º Marie-Joséphine-Émilienne Gougeon de Cerisay, née à Arçonnay le 20 Août 1846, célibataire.

5º Anne-Marie-Joseph-Fernand, comte Gougeon de Cerisay, né à Alençon, le 7 Mars 1855, décédé sans alliance à Paris, le 15 Mai 1879.

XV. Laure-Amalie-Marie-Joséphine GOUGEON DE CERISAY, née à Alençon le 12 Janvier 1845, épousa à Arçonnay (Sarthe,, le 16 Janvier 1866, M. Christian-Charles-Joseph, vicomte DE LA BARRE DE NANTEUIL, fils d'Alphonse, vicomte de la Barre de Nanteuil, et de feue Marie-Caroline DE MARGEOT (2). Elle est décédée à Alençon le 24 Décembre 1895, laissant :

1º Emmanuel-Alphonse-Christian-Marie-Joseph, vicomte de la Barre de Nanteuil, né à Arçonnay le 23 Décembre 1866 ;

2º Amaury-Marie-Joseph-Émile, baron de la Barre de Nanteuil, né a Arçonnay le 10 Mars 1868 ;

(1) Ce mariage fut célébré en présence de : Nicolas-Pierre Hébert de Hauteclair, grand oncle du futur, Albert de Saint-Pol et Léon de Saint-Pol, frères de la future, et Henri-Eugène, comte des Mazis, son cousin.

(2) Témoins de ce mariage : Henri-Marie-Olivier Hue de Carpiquet, marquis de Bougy, et Alfred, comte de Saint-Pol, oncles de la future ; Guy-Aldonce, comte d'Auger, et Hippolyte, comte de Saint-Pol, cousins du futur.

3° Christian-Xavier-Anne-Marie-Joseph de la Barre de Nanteuil, enseigne de vaisseau, né à Alençon le 20 Mars 1873 ;

4° Marguerite-Marie-Josèphe-Anne de la Barre de Nanteuil, née à Alençon le 24 Décembre 1875.

C'est le troisième de ces enfants qui, avec le consentement de sa tante et de ses frères et sœur, demande aujourd'hui à ajouter à son nom patronymique celui de « DE TRAGIN (1) ».

VICOMTE DU MOTEY,
Avocat, Docteur en Droit,
Secrétaire de la *Société Historique et Archéologique de l'Orne.*

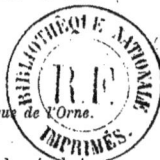

(1) Pour plus de clarté, nous résumons, dans le tableau ci-dessous, les derniers degrés de la filiation, établissant la descendance de la maison de Tragin depuis Emmanuel-Alexis, marquis de Tragin, époux de Marie-Thérèse de Palluau jusqu'à M. Christian de la Barre de Nanteuil.

DESCENDANCE DE LA MAISON DE TRAGIN

Emmanuel-Alexis, marquis DE TRAGIN, marié le 30 Juin 1751 à Marie-Thérèse DE PALLUAU dont

Emmanuel-Marie, marquis DE TRAGIN, marié le 12 Mai 1775 à Charlotte-Marie BLONDEL D'AZAIN-COURT dont

Aimée-Françoise-Zoé DE TRAGIN, mariée le 10 Février 1813 à Augustin-Nicolas-Alphonse GOUGEON DE CERISAY dont

Marie-Anne-André-Ferdinand, comte GOUGEON DE CERISAY, marié le 30 mars 1840 à Emilienne DE SAINT-PÓL dont

Laure-Amalie-Marie-Joséphine GOUGEON DE CERISAY, mariée le 16 janvier 1866 à Christian-Charles-Joseph, vicomte de la Barre de Nanteuil dont

Christian-Xavier-Anne-Marie-Joseph DE LA BARRE DE NANTEUIL, né à Alençon le 20 mars 1873, sollicitant.

www.ingramcontent.com/pod-product-compliance
Lightning Source LLC
Chambersburg PA
CBHW050450210326
41520CB00019B/6156